Waqar Jeelani
Farheen Fatima
Sheikh Bilal Badar

Implicações Forenses dos Registos Ortodônticos

Waqar Jeelani
Farheen Fatima
Sheikh Bilal Badar

Implicações Forenses dos Registos Ortodônticos

Com base na investigação atual

ScienciaScripts

Cover image: www.ingimage.com

This book is a translation from the original published under ISBN 978-620-2-30515-0.

Publisher:
Sciencia Scripts
is a trademark of
Dodo Books Indian Ocean Ltd. and OmniScriptum S.R.L publishing group

120 High Road, East Finchley, London, N2 9ED, United Kingdom
Str. Armeneasca 28/1, office 1, Chisinau MD-2012, Republic of Moldova, Europe
Managing Directors: Ieva Konstantinova, Victoria Ursu
info@omniscriptum.com

Printed at: see last page
ISBN: 978-620-8-39574-2

Implicações forenses dos registos ortodônticos

Primeiro autor e autor correspondente:

Dr. Waqar Jeelani

BDS, FCPS (Ortodontia)

Professor Assistente e Diretor do Departamento de Ortodontia, Faculdade de Medicina e Medicina Dentária da Universidade de Faisalabad, Paquistão.

Segundo autor:

Dr. Farheen Fatima

BDS

Residente de pós-graduação em Ortodontia,

Hospital Universitário Aga Khan, Carachi, Paquistão

Terceiro autor:

Dr. Sheikh Bilal Badar

BDS

Residente de pós-graduação em Dentisteria Operatória,

Hospital Universitário Aga Khan, Carachi, Paquistão

Dedicação

Este livro é dedicado às nossas famílias por terem tornado este trabalho possível através do seu encorajamento, amor e paciência.

Índice

Prefácio

A ortodontia tem muito a oferecer às forças da ordem na deteção e resolução de crimes ou em processos civis e na identificação de criminosos, vítimas e falecidos não identificados. Devido à natureza da especialidade, os ortodontistas têm de manter meticulosamente os registos ortodônticos dos seus pacientes no início, durante e após o tratamento. Podem ser efectuados registos adicionais durante o tratamento e no período de retenção. Várias caraterísticas dentofaciais, como a morfologia dos dentes ou o padrão das rugas palatinas, são únicas para cada indivíduo e podem sobreviver a graves insultos ambientais durante um longo período de tempo, o que as torna um ativo valioso para a identificação humana. Por outro lado, os modelos de estudo ortodôntico, as fotografias e as radiografias podem revelar-se ferramentas valiosas não só para a identificação pessoal, mas também para a avaliação da idade e para fins médico-legais. O padrão dentário identificável através do registo de mordidas, moldes dentários e fotografias intra-orais tem implicações potenciais em investigações criminais em que os dentes foram usados como arma ofensiva ou defensiva.

Para além da ajuda direta nas investigações forenses, os registos ortodônticos fornecem bases de dados valiosas para a reconstrução craniofacial. As grandes bases de dados populacionais da espessura dos tecidos moles faciais, disponíveis a partir dos cefalogramas laterais e da tomografia computorizada de feixe cónico, facilitaram muito a identificação de falecidos não identificados. Os incidentes trágicos do passado e do presente deram uma ideia da importância crescente da medicina dentária forense na identificação dos falecidos ou das vítimas de catástrofes em geral. Assim, é imperativo que os ortodontistas conheçam as implicações forenses dos registos ortodônticos que podem ter de ser apresentados sempre que necessário.

Capítulo 1: Introdução à odontologia forense

A odontologia forense é o ramo da medicina dentária que se ocupa do tratamento das provas dentárias, da sua avaliação forense e da sua representação em tribunal.[1] Pode ser simplesmente definida como a aplicação das ciências dentárias em questões legais associadas tanto a mortos como a vivos.[2]

A história da utilização das estruturas dentofaciais para fins forenses remonta ao século I, em que a identificação das pessoas executadas foi estabelecida através da confirmação visual da morfologia única dos dentes.[3] Na era moderna, a identificação do Dr. Joseph Warren tornou-se o primeiro caso documentado em que foi identificado pelo seu dentista através do reconhecimento da ponte dentária que este lhe tinha construído.[4] Depois disso, o interesse pela odontologia forense permaneceu relativamente latente até que o Instituto de Patologia das Forças Armadas, nos Estados Unidos da América, introduziu um programa formal de instrução em odontologia forense na década de 1960. Foi só depois disso que o papel do dentista forense se tornou claro para as agências de aplicação da lei e outros grupos forenses.[3]

O papel do odontologista forense consiste em prestar assistência às autoridades judiciais, gerindo, examinando, avaliando e apresentando provas dentárias em diferentes situações. Estas situações podem variar entre a identificação de suspeitos, a identificação de desastres em massa, a determinação da idade ou a avaliação antropológica.[5]

1.1 Estabilidade das estruturas dentárias como marcadores forenses

Nos últimos tempos, o mundo tem sofrido muitas mortes em massa, quer sob a forma de catástrofes naturais, como tsunamis, terramotos, tornados, furacões, quer sob a forma de catástrofes provocadas pelo homem, como acidentes aéreos, acidentes e actos de terrorismo.[6] Esta situação resultou em dificuldades na identificação dos indivíduos, uma vez que os corpos se tornaram muitas vezes irreconhecíveis com a perceção visual. A odontologia forense sempre desempenhou o seu papel incomparável em catástrofes naturais e provocadas pelo homem, devido à capacidade única dos dentes e dos maxilares de resistirem a condições de temperatura extremas, sobrevivendo assim ao impacto do trauma e fornecendo uma pista importante para a identificação.[7]

As temperaturas extremas destroem a maior parte das provas físicas, incluindo as aparências faciais, as impressões digitais e o cabelo.[8] Pode levar à destruição completa dos tecidos moles e mesmo dos restos do esqueleto, tornando-os indisponíveis para identificação e, por vezes, até para a obtenção de amostras de ADN destes espécimes.[9] Nestas condições extremas, a dentição anterior mostra normalmente menos resistência à perda devido à menor proteção dos tecidos moles e a uma posição vulnerável na arcada.[10-12] No entanto, os dentes posteriores geralmente suportam o impacto. É menos provável que se percam mesmo após fracturas e que fiquem encravados contra os dentes opostos ou vizinhos.[13]

As rugas palatinas, com os seus padrões únicos em cada indivíduo, podem ser utilizadas para efeitos de identificação humana, tal como as impressões digitais. São menos susceptíveis de serem mutiladas por insultos ambientais, uma vez que estão localizadas dentro da cavidade oral e rodeadas por dentição. No entanto, a sua estabilidade é posta em causa quando o paciente é submetido a algum tipo de trauma ou a um procedimento cirúrgico como a extração de dentes ou a cirurgia ortognática. Estudos recentes têm demonstrado que seu padrão permanece inalterado em todas as situações, podendo ocorrer apenas pequenas alterações no comprimento das diferentes rugas após diferentes tipos de tratamentos ortodônticos.[14]

Para além da presença dos marcadores dentários supramencionados para identificação forense, o conhecimento das propriedades de vários materiais dentários colocados na cavidade oral resultará no apoio adjuvante. Existem vários materiais dentários, incluindo compósitos à base de resina e selantes endodônticos, que suportam o impacto de catástrofes e sobrevivem a temperaturas elevadas. Estes materiais podem ser identificados mesmo que apenas uma quantidade vestigial seja recuperada.[15-19]

1.2 Aplicações forenses dos registos dentários

Assim, a presença de um registo dentário completo, incluindo moldes, modelos e radiografias com pormenores sobre os materiais utilizados nas restaurações, pode revelar-se valiosa para aplicações forenses em casos de catástrofe.[20]

A história da odontologia forense está repleta de casos de identificação de indivíduos e massas durante uma catástrofe. No entanto, o âmbito da odontologia forense cresceu muito para além disto. A aplicação atual dos registos dentários nas ciências forenses inclui:[21]

i. Identificação de restos mortais humanos por métodos dentários

ii. Comparação de marcas de dentadas como método de identificação e deteção

iii. Avaliação médico-legal dos traumatismos dos tecidos orais

iv. Erro dentário e negligência

v. Avaliação da idade

1.3 Papel da odontologia forense na identificação humana

Historicamente, eram efectuadas avaliações visuais dos registos dentários, incluindo a avaliação de impressões labiais, marcas de mordedura, rugas palatinas e presença de obturação ou qualquer caraterística peculiar nos dentes.[27-29] Durante as últimas décadas, registaram-se muitos avanços importantes no domínio da odontologia forense. O paradigma está a ser mudado dos aparelhos forenses convencionais para a utilização de perfis de ADN, imagens de cam-scan, reconstrução facial forense, utilização de microscopia eletrónica de varrimento e utilização de esfregaços orais para uma identificação precisa. [17-19,22-32]

O rápido avanço tecnológico na biologia molecular e a aplicação forense do genoma humano revolucionaram a odontologia forense. A utilização de sistemas de tipagem de ADN, como as repetições curtas em tandem, o polimorfismo de nucleopéptido único e a análise dos cromossomas X e Y, transformaram as ciências forenses.[33-35]

A reconstrução craniofacial e a comparação do ADN são os dois métodos de último recurso utilizados para a identificação de defuntos não identificados. O método de reconstrução facial depende dos valores médios da espessura dos tecidos moles faciais previamente registados na literatura.[36,37] Utilizando estas bases de dados de espessura dos tecidos moles faciais, a forma facial de um indivíduo pode ser reestruturada digitalmente no ecrã do computador ou manualmente nos restos esqueléticos secos.[38] A forma facial obtida por estes procedimentos pode ser posteriormente utilizada para efeitos de identificação.

É de grande interesse que algumas das técnicas de imagem ortodôntica, como a cefalometria e a tomografia computorizada de feixe cónico, estejam a ser frequentemente utilizadas para determinar a espessura dos tecidos moles faciais.[39,40] Assim, os dados radiográficos de pacientes ortodônticos podem fornecer bases de dados valiosas para a reconstrução craniofacial.

1.4 Papel da odontologia forense na avaliação da idade

A estimativa exacta da idade é uma das tarefas mais importantes de um médico forense. O mundo tornou-se uma aldeia global. As migrações em massa estão a ocorrer em resultado de circunstâncias sociais. Conhecer a idade exacta de uma pessoa ajuda-nos a avaliar o estatuto de menor e maior de idade dos indivíduos, assegura também a decisão sobre o tribunal e o caso que deve ser apresentado e influencia também a decisão do júri. Há vários exemplos em que a decisão do júri foi influenciada pelas conclusões de um médico forense. A determinação exacta da idade também é importante porque foram estabelecidas leis relativas ao trabalho infantil, ao casamento e à condução.

Neste contexto, os registos ortodônticos, como os cefalogramas laterais, os moldes dentários e, mais importante ainda, os ortopantomogramas (OPG), oferecem uma grande quantidade de informações sobre a idade de um doente e podem desempenhar um papel importante na facilitação das agências de aplicação da lei e dos investigadores forenses.[41,42]

1.5 Referências:

1. Hemanth M, Pandey A. Odontologia forense e suas aplicações. In: Jain N, editor. Textbook of Forensic Odontology (Livro de texto de odontologia forense). Índia: Jaypee Brothers Medical Publishers; 2013. p. 10-42.
2. Senn DR, Stimson PG. Medicina dentária forense. Boca Raton: Taylor & Francis; 2010.
3. Luntz LL. História da medicina dentária forense. Dent Clin North Am. 1977;2:7-

17.

4. Toca-me. Paul Revere - dentista, e o símbolo de liberdade do nosso país. NY State Dent J. 1976;42(10):598-601.
5. Avon SL. Odontologia forense: os papéis e responsabilidades do dentista. J Can Dent Assoc. 2004;70(7):453-8.
6. Nuzzolese E, Di Vella G. Projeto futuro relativo à gestão de desastres em massa: um prospeto de odontologia forense. Int Dent J 2007;57:261e6
7. Manjunath BC, Chandrashekar BR, Mahesh M, Vatchala Rani RM. Perfil de ADN e medicina dentária forense - uma revisão dos conceitos e tendências recentes. J Forensic Leg Med. 2011;18(5):191-7.
8. Holden JL, Clement JG, Phakey PP. Age and temperature related changes to the ultrastructure and composition of human bone mineral. J Bone Miner Res. 1995 Sep; 10(9):1400-9.
9. Imaizumi K, Taniguchi K, Ogawa Y. Sobrevivência do ADN e propriedades físicas e histológicas das alterações induzidas pelo calor em ossos queimados. Int J Leg Med. 2014;128(3):439e446.
10. Lain R, Taylor J, Croker S, Craig P, Graham J. Anatomia dentária comparativa na identificação de vítimas de desastres: lições dos incêndios florestais vitorianos de 2009. Forensic Sci Int. 2011 Feb 25;205(1-3):36e39.
11. Merlati G, Savlo C, Danesino P, Fassina G, Menghini P. Estudo adicional de dentes restaurados e não restaurados sujeitos a altas temperaturas. J Forensic Odontostomatol. 2004 Dec;22(2):34e39.
12. Hill AJ, Hewson I, Lain R. O papel do odontologista forense na identificação de vítimas de catástrofes: lições para a gestão. Forensic Sci Int. 2011 Feb 25;205(1-3): 44e47.
13. Berketa J, Higgins D. Stabilisation of dental structures of severe incinerated victims at disaster scenes to facilitate human identification (Estabilização de estruturas dentárias de vítimas gravemente incineradas em locais de catástrofe para facilitar a identificação humana). J Forensic Leg Med. 2017;51:45-9.
14. Ali B, Shaikh A, Fida M. Estabilidade das rugas palatinas como um marcador

forense em casos tratados ortodonticamente. J Forensic Sci. 2016 Sep;61(5):1351-5.

15. Rossouw RJ, Grobler SR, Phillips VM, van W, Kotze TJ. Os efeitos de temperaturas extremas em restaurações de compósito, compómero e ionómero. J Forensic Odontostomatol. 1999;17(1):1-4.
16. Robinson FG, Rueggeberg FA, Lockwood PE. Estabilidade térmica de materiais de restauração estética dentária direta a temperaturas elevadas. J Forensic Sci 1998;43(6):1163-7.
17. Bush MA, Miller RG, Prutsman-Pfeiffer JA, Bush PJ. Identificação através da análise de fluorescência de raios X de materiais de resina de restauração dentária: um estudo abrangente de indivíduos não cremados, cremados e cremados processados. J Forensic Sci. 2007;52(1):157-65.
18. Bush MA, Bush PJ, Miller RG. Deteção e classificação de resinas compostas em dentes incinerados para fins forenses. J Forensic Sci 2006;51(3):636-642.
19. Bonnavilla JD, Bush MA, Bush PJ, Pantera EA. Identificação de materiais de obturação de canais radiculares incinerados após exposição a incineração a alta temperatura. J Forensic Sci. 2008;53(2):412-418.
20. Chandra Shekar BR, Reddy CV. Role of dentist in person identification (Papel do dentista na identificação de pessoas). Indian J Dent Res. 2009;20:356e60.
21. Sopher IM. Medicina dentária forense. Springfield, Illinois: Charles C. Thomas; 1976.
22. Al-amad SH. Odontologia Forense. Smile Dent J. 2009; 4(1): 22-24
23. Singh K, Anandani C, Bhullar RPK, Agrawal A, Chaudhary H, Thakral A. Teeth and their Secrets - Forensic Dentistry (Dentes e seus segredos - Odontologia forense). J Forensic Res. 2012;3(1):1-3.
24. Pretty IA, Sweet D. A look at forensic dentistry--Part 1: The role of teeth in the determination of human identity (Um olhar sobre a odontologia forense--Parte 1: O papel dos dentes na determinação da identidade humana). Br Dent J. 2001;190(7):359-66.
25. Rai B, Kaur J. DNA Technology and Forensic Odontology (Tecnologia de ADN e Odontologia Forense). Em Evidence-Based Forensic Dentistry (Odontologia

Forense Baseada em Evidências). Springer Berlin Heidelberg. 2013. p. 163-7.

26. Schwartz TR, Schwartz EA, Mieszerski L, McNally L, Kobilinsky L. Caracterização do ácido desoxirribonucleico (ADN) obtido de dentes sujeitos a várias condições ambientais. J Forensic Sci 1991;36:979-90.
27. Correa HSD, Pedro FLM, Volpato LER, Pereira TM, Siebert Filho G, Borges AH. Tipagem de DNA forense a partir de dentes utilizando pontas de raízes desmineralizadas. Forensic Sci Int. 2017;280:164-8.
28. Manjunath BC, Chandrashekar BR, Mahesh M, Vatchala Rani RM. Perfil de ADN e medicina dentária forense - uma revisão dos conceitos e tendências recentes. J Forensic Leg Med. 2011;18(5):191-7.
29. Dostalova T, Eliasova H, Seydlova M, Broucek J, Vavrickova L. A aplicação do CamScan 2 em medicina dentária forense. J Forensic Leg Med. 2012;19(7):373-80.
30. Tedeschi-Oliveira SV, Beaini TL, Melani RFH. Reconstrução facial forense: Projeção nasal em adultos brasileiros. Forensic Sci Int. 2016;266:123-9.
31. Shroff FR. Forensic odontology for the general practitioner. Aust Dent J. 1973;18(5):298-303.
32. Saxena S, Kumar S. Saliva em odontologia forense: Uma atualização abrangente. J Oral Maxillofac Pathol. 2015;19(2):263-5.
33. Sajantila A, Budowle B. Identificação de indivíduos com testes de ADN. Ann Med. 1991;23:637e42.
34. Ohira H, Yamamuro Y, Kitagawa Y, Nakagawa K, Yamamoto I, Yamada Y. Utilização eficaz e adequada de restos dentários e testes de ADN forense para confirmação da identidade pessoal. Leg Med (Tóquio) 2009;11(Suppl. 1):S560e2.
35. Lançamento da revista filha Forensic Science International em 2007. Forensic Sci Int Genet. 2007;1:1e2.
36. Welcker RH. Schillers Schdel und todenmaske, nebst mittheilungen ber. Schadel und todenmaske Kants. Fr. Vieweg und Sohn, Braunschweig. 1883.
37. Kollmann J, Buchly W. Die persistenz der rassen und die reconstruction der physiognomie prahistorischer schadel. Archiv fur Anthropologies.

1898:25:32959.

38. Gatliff BP. Escultura facial no crânio para identificação. Am J Forensic Med Pathol. 1984 Dec;5(4):327-32.

39. Phillips VM, Smuts NA. Reconstrução facial: utilização de tomografia computorizada para medir a espessura do tecido facial numa população racial mista. Forensic Sci Int. 1996 Nov:83(1):51-9.

40. Sahni D, Sanjeev, Singh G, Jit I, Singh P. Espessura dos tecidos moles faciais em adultos do noroeste da Índia. Forensic Sci Int. 2008 Apr;176(2-3):137-146.

41. Schmeling A, Reisinger W, Geserick G, Olze A. Estimativa da idade de menores não acompanhados: Parte I. Considerações gerais. Forensic Sci Int. 2006 May 15;159:S61-4.

42. Olze A, Reisinger W, Geserick G, Schmeling A. Estimativa da idade de menores não acompanhados: Parte II. Aspectos dentários. Forensic Sci Int. 2006 May 15;159:S65-7.

Capítulo 2: Ortodontia convencional e especializada

Registos

A ortodontia é uma especialidade que implica uma manutenção meticulosa de registos no processo de tratamento das más oclusões dento-faciais. Para além da avaliação da história e do exame, é obtido um conjunto de registos no início e no fim do tratamento ortodôntico. Por vezes, também se obtêm registos de progresso, incluindo radiografias e moldes de estudo, durante um longo tratamento ortodôntico. Estes registos são normalmente guardados durante muito tempo em formato físico ou digital, para efeitos de cuidados continuados ao doente ou de investigação.[1]

Os registos ortodônticos básicos incluem fichas ortodônticas baseadas nos resultados da história e do exame clínico, fotografias intra-orais e extra-orais, moldes dentários maxilares e mandibulares com registo da mordida, bem como um ortopantomograma (OPG) e um cefalograma lateral.[1] Para além da anamnese, todos os registos são também obtidos no final do tratamento ortodôntico. Os registos ortodônticos especializados, obtidos apenas em pacientes selecionados, incluem: cefalograma póstero-anterior (PA), tomografia computorizada de feixe cónico (CBCT), tomografia convencional (CT), ressonância magnética (MRI), varrimento a laser, imagiologia intra-oral direta para moldes digitais e ultrassonografia (USG).[1]

Na presente secção, abordaremos os valores diagnósticos e forenses de cada um destes registos, sob os títulos: fichas dentárias e ortodônticas, moldes de estudo e registo de mordida, registos fotográficos, registos radiográficos e técnicas de imagem não radiográficas.

2.1 Fichas dentárias e ortodônticas

O conceito básico de utilização de fichas dentárias para fins forenses segue o procedimento de registo de uma série de caraterísticas distintivas, incluindo as propriedades dos dentes (por exemplo, número de dentes presentes ou ausentes, morfologia da coroa e da raiz, presença de caraterísticas únicas como pérolas de esmalte, cúspide de talon, etc., ou a presença de uma patologia ou restaurações dentárias), caraterísticas do tecido periodontal e caraterísticas anatómicas. Em função do número de correspondências, o perito forense rejeita ou confirma a tentativa de identidade.

Os pacientes idosos com restaurações múltiplas, próteses fixas ou dentição deteriorada podem ser facilmente identificados com base nos resultados das suas fichas dentárias ortodônticas, que são normalmente muito específicas de cada indivíduo. As fichas ortodônticas também registam caraterísticas inter-arcos, como a relação dos caninos, mordidas cruzadas, sobressaliência e sobremordida, etc. No entanto, estas caraterísticas são susceptíveis de mudar com o tempo. Por outro lado, a discrepância de Bolton ou as relações molares são menos susceptíveis de sofrer qualquer alteração, mesmo décadas após a obtenção dos registos pré-realizados. No entanto, o tratamento ortodôntico e o uso de stripping proximal podem alterar estas caraterísticas, o que deve ser considerado sempre que os registos forem utilizados para fins forenses.

2.2 Casos de estudo e registo de mordidelas

Os modelos de estudo são componentes essenciais dos registos ortodônticos, que são vitais para o diagnóstico, o planeamento do tratamento, a preparação do diagnóstico, a avaliação do progresso do tratamento e os resultados pós-tratamento. As discrepâncias de tamanho dos dentes e de comprimento da arcada, a avaliação do overjet, da sobremordida e a análise de Bolton podem ser efectuadas em modelos de estudo.

Os moldes de estudo fornecem uma grande quantidade de informações sobre o número e a morfologia dos dentes, bem como sobre a forma e o tamanho da arcada dentária. As impressões ortodônticas de rotina são registadas utilizando material de impressão de alginato e vertidas em pedra ortodôntica, o que proporciona excelentes pormenores das estruturas dentárias, gengivais e associadas, sendo as rugas palatinas uma das estruturas mais significativas do ponto de vista forense.[2,3] A precisão do registo de pormenores com esta técnica varia entre 44 e 188 microns.[4] Assim, o tamanho dos dentes, as larguras intercaninos, as distâncias entre diferentes pontos de referência e o padrão das rugas podem ser registados com precisão, o que pode ser útil na determinação do sexo e na identificação humana.[5,6]

A disponibilidade de informações tridimensionais com tais pormenores e precisão é uma vantagem valiosa para a utilização forense. Atualmente, verifica-se uma forte tendência para a adaptação a modelos digitais em vez de registos físicos, utilizando a digitalização a laser ou a tomografia computorizada, ou obtendo registos diretos das arcadas dentárias com scanners ou câmaras intra-orais, utilizando métodos como a triangulação, a imagem confocal paralela, a interferometria de franjas em acordeão e o vídeo tridimensional em movimento.[1]

A utilização de armazenamento eletrónico para modelos de estudo elimina os problemas de espaço físico para armazenamento.[7] A recuperação de registos e de dados de gestão e manutenção torna-se mais fácil. Além disso, os registos digitais podem facilitar a documentação do progresso do tratamento e a discussão entre profissionais para melhorar a qualidade do tratamento.[8,9] A disponibilidade de registos digitais elevou as ciências forenses a um novo patamar, onde é possível sobrepor os modelos dentários de pacientes diferentes ou do mesmo paciente, registados em momentos diferentes, com a facilidade de um clique. Esta funcionalidade é uma mais-valia para efeitos de identificação forense de criminosos, vítimas e defuntos não identificados.

As marcas de mordedura são os padrões resultantes do contacto dos dentes com diferentes objectos, que podem ser pele, alimentos ou qualquer outro objeto compressível.[10,11] Embora as marcas de mordedura pareçam ser uma entidade valiosa na identificação de um indivíduo, é evidente que a natureza da marca de mordedura é fortemente influenciada pela natureza do contacto da mordedura.[12] É também prudente que todas as provas relacionadas com a lesão sejam adequadamente preservadas e analisadas criticamente utilizando técnicas cientificamente aceitáveis.[13] Os registos ortodônticos incluem registos de mordidas de indivíduos que podem ser posteriormente utilizados para fins de identificação em casos forenses. Tradicionalmente, os registos de mordidas são feitos com cera. Embora as mordidas com cera sejam aceitáveis, sugere-se vivamente a utilização de um polivinilsiloxano de presa rápida para o registo da mordida, devido à sua precisão.[14] A combinação do registo de mordeduras e dos moldes de estudo pode funcionar como uma ferramenta importante nas investigações forenses.

2.3 Registos fotográficos

As fotografias fornecem informações valiosas; no entanto, têm limitações substanciais e a sua reprodução exacta requer conhecimentos especializados. As fotografias captam imagens 2D de objectos 3D, o que resulta na perda de informação. As alterações de cor, iluminação, orientação da câmara e distorção das imagens podem resultar em alterações significativas da informação original.[15]

O melhor exemplo que demonstrou a utilização de fotografias para a identificação de seres humanos foi o caso "Frederick and Rosemary West". Neste caso, o ortodontista serviu de odontologista forense e foram desenterrados numerosos restos mortais humanos. A identificação de uma jovem foi feita utilizando fotografias e sobrepondo-as ao rosto, tendo sido identificado o crânio da rapariga desaparecida.[16]

2.4 Registos radiográficos

As radiografias desempenham um papel importante no diagnóstico e no planeamento do tratamento. Os ortopantomogramas e os cefalogramas laterais são as radiografias mais frequentemente aconselhadas para efeitos de diagnóstico e de avaliação da evolução e estabilidade do tratamento. Estas radiografias ajudam na avaliação e discriminação entre várias condições patológicas e aberrações morfológicas. Além disso, os dentes cariados, obturados, fracturados ou ausentes, a morfologia da coroa e da raiz e a orientação das trabéculas ósseas ajudam na identificação. No entanto, os registos incompletos e a documentação inadequada podem apresentar dificuldades, pelo que a utilização de radiografias para efeitos de identificação humana é útil se existirem registos ante-mortem adequados.

2.4.1 Ortopantomograma

O ortopantomograma (OPG), também conhecido como radiografia panorâmica, é a principal radiografia de rastreio utilizada em medicina dentária. Mesmo os pacientes que se apresentam sem qualquer sintoma de doença dentária são rotineiramente aconselhados a efetuar uma OPG antes do início do tratamento ortodôntico. Por um lado, fornece informações pormenorizadas sobre a saúde da maxila e da mandíbula, da dentição e da articulação temporomandibular; por outro lado, funciona como uma excelente ferramenta para a avaliação da idade dentária dos doentes.[17]

2.4.2 Cefalograma lateral

A cefalometria tornou-se um componente integral da ortodontia desde que Broadbent e Hofrath introduziram esta técnica de imagem radiográfica na especialidade.[18,19] Os cefalogramas laterais são efectuados por rotina em cada paciente ortodôntico, antes e depois do tratamento ortodôntico. Para além da informação bidimensional sobre as estruturas dentárias e esqueléticas, os cefalogramas digitais oferecem uma representação precisa dos tecidos moles do paciente no plano sagital.

Os sinais de traumatismos anteriores, cirurgias ou outras patologias são visíveis nos cefalogramas laterais, que são específicos de um indivíduo e podem ser utilizados para identificar uma pessoa. No entanto, as principais áreas em que os cefalogramas laterais estão a ser utilizados em odontologia forense estão relacionadas com a estimativa da maturidade esquelética do doente e a determinação da espessura dos tecidos moles faciais médio-sagitais do doente.[20]

Os cefalogramas laterais incorporam atenuação, o que permite uma excelente visualização dos tecidos moles faciais da linha média. No entanto, essas imagens estão sujeitas a erros de ampliação que variam de 8 a 15%, dependendo do tipo de dispositivo de imagem e das configurações do cefalostato. Como os cefalogramas laterais padronizados são obtidos numa posição de lábios relaxados, os efeitos da tensão labial são anulados. Assim, a espessura dos tecidos moles faciais no plano médio-sagital pode ser facilmente determinada se o erro de ampliação for conhecido.

Os cefalogramas laterais também têm implicações potenciais para a determinação da idade, uma vez que são enumerados vários métodos para determinar o surto de crescimento pubertário de uma criança num cefalograma lateral.[21-24] Além disso, a determinação do sexo pode ser efectuada com base em cefalogramas laterais com uma precisão que pode atingir 99%, utilizando métodos específicos.

2.4.3 Tomografia Computorizada de Feixe Cónico (CBCT)

A Tomografia Computorizada de Feixe Cónico (TCFC) tem vindo a conquistar recentemente várias especialidades da medicina dentária. Muitos autores creditam esta técnica de imagem como uma alternativa abrangente e de baixa radiação para avaliação 3D da face e dentição de pacientes ortodônticos. Atualmente, esta técnica de imagem está a ser realizada por rotina em pacientes com assimetria facial, que necessitam de cirurgia ortognática, com fenda labial ou palatina, dentes impactados ou outras deformidades craniofaciais. Devido ao seu notável valor diagnóstico e à diminuição da dose de radiação dos aparelhos de TCFC mais recentes, é muito provável que a obtenção de imagens de TCFC se torne um protocolo padrão para muitos doentes ortodônticos. Estas imagens podem fornecer informações fiáveis sobre quaisquer patologias ou sinais de trauma, juntamente com a densidade óssea, maturação esquelética, ossificação das suturas, maturação das vértebras cervicais, espessura dos tecidos moles, estado de erupção dos dentes, espessura da dentina e volume da câmara pulpar.[25-27]

2.5 Técnicas de imagiologia não radiográfica

2.5.1 Digitalização a laser

A digitalização intra-oral a laser requer uma posição imóvel do paciente para registar a imagem sem distorção.[28] Este problema pode ser ultrapassado através da digitalização do molde dentário. As áreas de corte inferior podem exigir a obtenção de imagens em diferentes ângulos para registar todos os pormenores. As imagens podem ser guardadas no disco rígido em formatos de ficheiro 3D. A digitalização laser exraoral fornece uma imagem 3D do rosto, mas não apresenta os pormenores da cor e não regista as áreas de cortes inferiores, como os olhos e as orelhas. Além disso, o sujeito tem de permanecer imóvel durante alguns segundos a alguns minutos, caso contrário podem ocorrer algumas distorções na imagem.

2.5.2 Estereofotogrametria

Esta técnica é útil para obter imagens de rostos, mas não é adequada para captar moldes de estudo.[29] É necessária uma configuração específica para obter moldes de estudo de alta qualidade.[30]

2.5.3 Digitalização dentária direta intra-oral

O scanner intra-oral portátil baseia-se na técnica de luz estruturada. É utilizada uma câmara de vídeo para registar as distorções da luz estruturada ao passar sobre a dentição em cerca de um minuto.[30] Estas imagens são depois processadas por computador para criar uma imagem 3D da arcada dentária. Estes modelos 3D são precisos para todos os fins de diagnóstico e fabrico de aparelhos, além de oferecerem uma sobreposição rápida que pode ser uma vantagem para fins de identificação com base na correspondência. No entanto, uma vez que os registos informatizados são alteráveis, antes de estabelecer as suas implicações forenses, é muito importante garantir a sua originalidade.

2.5.4 Ressonância magnética e ultrassonografia

A avaliação das deformidades estruturais, incluindo o disco articular da articulação temporomandibular, é melhor efectuada através da ressonância magnética. Embora não seja uma investigação comum efectuada em doentes ortodônticos, o seu papel como método isento de radiação para a avaliação da espessura dos tecidos moles faciais é valioso. Sendo uma técnica de imagem tridimensional, pode fornecer a espessura dos tecidos moles faciais em qualquer ponto da face. No entanto, sendo um método dispendioso, a sua aplicabilidade é limitada. Por outro lado, a ultrassonografia é uma técnica relativamente menos dispendiosa utilizada para a avaliação das estruturas moles. A sua utilização como método de avaliação da espessura dos tecidos moles faciais foi validada.[31] A ultrassonografia raramente é aconselhada para pacientes ortodônticos. O seu papel é geralmente limitado apenas para fins de investigação.

2.5.5 Videografia

A videografia bidimensional e tridimensional está a tornar-se cada vez mais popular nos consultórios dos ortodontistas. A principal vantagem desta técnica é que regista as expressões faciais e a função oral, permitindo aos ortodontistas registar a aparência dentária no sorriso e durante a fala, e registar a elevação e simetria dos lábios durante a função.[1]

A qualidade dos vídeos depende de múltiplos factores, como as condições de luz, a velocidade de fotogramas, a abertura da lente, etc. Foram introduzidos diferentes métodos que explicam a utilização da videografia para efeitos de identificação humana. Os métodos automáticos digitalizados são de particular interesse, porque qualquer vídeo 3D incorpora uma enorme informação sob a forma de milhares de fotogramas, que é melhor tratada com a ajuda de computadores potentes.

2.6 Referências

1. Graber LW, Vanarsdall RL, Vig KW, Huang GJ. Orthodontics-E-Book: Princípios e Técnicas Actuais. Elsevier Ciências da Saúde; 2016 Jul 15.
2. Patil MS, Patil SB, Acharya AB. Rugas palatinas e seu significado na odontologia clínica: Uma revisão da literatura. J Am Dent Assoc 2008;139;1471 - 8.
3. Bhullar A, Kaur RP, Kamat MS. Palatal rugea - uma ajuda na medicina dentária clínica. J Forensic Res. 2011;2:3.
4. Peutzfeldt A, Asmussen E. Precisão dos materiais de impressão de alginato e elastómero. Scand J Dent Res. 1989;97(4):375-9.
5. Gustafson G. Investigação, organização e ensino em odontologia forense. Proc R Soc Med. 1958;51(12):1055-57.
6. Sognnaes RF. Medidas orais forenses. Dent Surv. 1978;54(12):12-24.
7. Quimby M, Vig K, Rashid R, Firestone A, Mayers M. A precisão e fiabilidade das medições efectuadas em moldes digitais baseados em computador. Angle Orthod. 2004;74:298-303.
8. Ryden H, Bjelkhagen H, Martensson B. Medições da posição dos dentes em moldes dentários utilizando imagens holográficas. Am J Orthod. 1982;81:310-3.
9. Joffe L. OrthoCAD: moldes digitais para uma era digital. J Orthod 2004; 31:344-7.
10. Bernstein ML. Nature of Bitemarks. In: Dorion RB, editor. Bitemark Evidence. New York: Marcel Dekker; 2004. p. 59-60.
11. Martin-de las Heras S, Valenzuela A, Ogayar C, Valverde AJ, Torres JC. Produção computorizada de sobreposições de comparação a partir de moldes dentários digitalizados em 3D para análise de marcas de mordida. J Forensic Sci. 2005;50:127-33.

12. Sheasby DR, MacDonald DG. Uma classificação forense da distorção em marcas de mordidelas humanas. Forensic Sci Int. 2001;122:75-8.
13. Hinchliffe J. Forensic odontology, part 4. Marcas de dentadas humanas. Br Dent J. 2010; 8: 363-8.
14. Peluso M, Josell S, Levine S, Lorei B. Modelos digitais: uma introdução. Semin Orthod. 2004;10:226-38.
15. Kavitha B, Einstein A, Sivapathasundharam B, Saraswathi TR. Limitations in forensic Odontology (Limitações da odontologia forense). J Forensic Odontol. 2009;1:8-10.
16. Singla A, Mahajan V, Jaj HS, Seth V. Visão Forense do Ortodontista. Indian J Dent Sci. 2012;4:105-8.
17. Panchbhai AS. Indicadores radiográficos dentários, uma chave para a estimativa da idade. Dentomaxillofac Radiol. 2011;40:199-212.
18. Broadbent BH. Uma nova técnica de raios X e sua aplicação na ortodontia. Angle Orthod. 1931;1:45-60.
19. Hofrath H. Die Bedeutung der roentgenfern der kiefer anomalien. Fortschr orthodont. 1931;1:232-48.
20. Hassel B, Farman A. Skeletal maturation evaluation using cervical vertebrae (Avaliação da maturação do esqueleto utilizando vértebras cervicais). Am J Orthod Dentofacial Orthop. 1995 Jan;107(1):58-66.
21. Sahni D, Sanjeev, Singh G, Jit I, Singh P. Espessura dos tecidos moles faciais em adultos do noroeste da Índia. Forensic Sci Int. 2008 Apr;176(2-3):137-46.
22. Baccetti T, Franchi L, McNamara JA. O método de maturação vertebral cervical (CVM) para a avaliação do momento ideal de tratamento em ortopedia dentofacial. Semin Orthod. 2005;11:119-29.
23. Baccetti T, Franchi L, McNamara JA. Uma versão melhorada do método de maturação vertebral cervical (CVM) para a avaliação do crescimento mandibular. Angle Orthod. 2002;72:316-23.
24. Mahmood HT, Shaikh A, Fida M. Associação entre a morfologia do seio frontal e a maturação vertebral cervical para a avaliação da maturidade esquelética. Am J Orthod Dentofacial Orthop. 2016 Oct;150(4):637-42.

25. Yang F, Jacobs R, Willems G. Estimativa da idade dentária através da correspondência de volumes de dentes fotografados por TC de feixe cónico. Forensic Sci Intl. 2006 May 15;159:S78-83.

26. Star H, Thevissen P, Jacobs R, Fieuws S, Solheim T, Willems G. Estimativa da idade dentária humana através do cálculo dos rácios de volume polpa-dente obtidos em imagens de tomografia computorizada de feixe cónico de dentes monoradiculares adquiridas clinicamente. J Forensic Sci 2011;56Suppl. 1:S77-S82.

27. Murphy M, Drage N, Carabott R, Adams C. Precisão e fiabilidade da tomografia computorizada de feixe cónico dos maxilares para identificação forense comparativa: um estudo preliminar. J Forensic Sci. 2012 Jul 1;57(4):964-8.

28. Mah J, Bumann A. Tecnologia para criar o registo tridimensional do paciente. Semin Orthod. 2001;7:251-7.

29. Hajeer MY, Ayoub AF, Millett DT, Bock M, Siebert JP. Imagens tridimensionais em cirurgia ortognática - a aplicação clínica de um novo método. Int J Adult Orthod Orthog Surg. 2002;17:318-30.

30. Ayoub AF, Wray D, Moos KF, Jin J, Niblett TB, Urquhart C, et al. Um sistema de imagiologia tridimensional para arquivar modelos de estudos dentários: um relatório preliminar. Int J Adult Orthod Orthognath Surg. 1997;12:79-84.

31. El-Mehallawi IH, Soliman EM. Avaliação ultra-sónica da espessura dos tecidos moles faciais em egípcios adultos. Forensic Sci Int. 2001 Mar;117(1-2):99-107.

Capítulo 3: Determinação da idade e registos ortodônticos

O envelhecimento é um fenómeno biológico que tem várias implicações jurídicas. Black et al[1] definiram quatro pilares da estimativa da idade que incluem:

i. exame físico da pessoa

ii. avaliação social e psicológica de uma pessoa

iii. maturidade do esqueleto

iv. idade dentária

Os dentes podem ser um trunfo quando é necessário avaliar a idade cronológica, especialmente em crianças pequenas. A comparação da erupção dentária de uma criança com gráficos populacionais pode dar uma ideia sobre a idade cronológica, que pode ser exacta até um ano e meio. É mais difícil avaliar com exatidão a idade de indivíduos mais velhos. Os marcadores comuns utilizados para a avaliação da idade em pessoas idosas são: erupção dos terceiros molares, caraterísticas de doença periodontal, desgaste dentário, restaurações ou extracções múltiplas, patologias ósseas e trabalhos de restauração complexos.[2] Estes marcadores têm uma exatidão de ±10-12 anos.[3]

3.1 Avaliação da idade do esqueleto no cefalograma lateral

O processo de determinação da idade do doente envolve vários métodos baseados na avaliação da morfologia das vértebras cervicais e dos seios paranasais e da espessura do osso cortical. Estes métodos ajudam a determinar o estado pubertário das crianças. Os estádios de maturação das vértebras cervicais (CVM) de Hassel e Farman,[4] e os métodos de Baccetti et al[5,6] ajudam a categorizar um indivíduo em cinco ou seis estádios diferentes, de acordo com o estado de crescimento pubertário, desde o período pré-púbere até ao período pós-púbere. O método CVM mais comum utilizado atualmente é o de Baccetti et al[5] , em que a morfologia dos corpos vertebrais de C2-4 é utilizada para determinar o grupo etário do doente.

Outros métodos baseados nos seios paranasais foram fornecidos por Ruf e Pancherz[7,8] e aprofundados por Mahmood et al.[9] No entanto, a informação disponível a partir destas análises é de natureza primitiva e apenas diz respeito à identificação da fase do surto de crescimento na adolescência. Apesar da informação limitada disponível a partir de telerradiografias laterais, a sua utilidade não pode ser negada, uma vez que as telerradiografias laterais digitais são atualmente obtidas por rotina, armazenadas em cópias impressas e digitais durante um longo período e os métodos de avaliação da idade nestas radiografias são simples e fáceis de executar.

3.2 Avaliação da idade dentária

Um aspeto importante da odontostomatologia forense é a determinação da idade de um indivíduo com base em parâmetros dentários. Existem várias razões pelas quais as estruturas dentárias são consideradas para a avaliação da idade, sendo algumas delas destacadas e desenvolvidas em seguida.

Muitas vezes, os dentes de um indivíduo são as únicas estruturas identificáveis num corpo humano completamente destruído. Além disso, sabe-se que a odontogénese ocorre independentemente de influências externas (por exemplo, doenças gerais graves)[10] e as estruturas dentárias estão sujeitas a um desenvolvimento uniforme e consistente, o que implica que a chamada "idade dentária" pode ser utilizada para a avaliação da idade. Por volta dos 20 anos, o crescimento e o desenvolvimento dentário estão completos, tornando-se assim menos importantes, enquanto as alterações fisiológicas do uso predominam. Por conseguinte, para além desta idade, uma avaliação da idade baseada apenas na idade dentária tem de ser considerada menos fiável.[11]

Durante vários séculos, a formação e a erupção dos dentes foram utilizadas para avaliar a idade cronológica de um indivíduo, uma vez que o desenvolvimento dos dentes é menos suscetível de ser afetado pelo fator ambiental. As informações sobre a erupção dos dentes podem ser obtidas a partir de moldes dentários e registos fotográficos.

3.2.1 Métodos de avaliação da idade dentária.

Shamim et al[12] descreveram quatro categorias de métodos de estimativa da idade dentária. Segundo eles, a observação clínica ou visual da fase de erupção dos dentes pode dar uma estimativa aproximada da idade cronológica. Isto pode ser útil durante os períodos de erupção ativa dos dentes, mas quando os dentes estão na arcada, não tem qualquer utilidade.

A segunda categoria de estimativa da idade dentária é a utilização de análises físicas e químicas dos tecidos duros dentários para determinar as alterações nos níveis de diferentes iões com a idade. Os investigadores demonstraram que estas técnicas são precisas e reprodutíveis, mas requerem a secção e o sacrifício do dente, o que suscita preocupações éticas quanto à sua utilização em pessoas vivas.

A terceira abordagem para a estimativa da idade é a utilização de métodos histológicos em que se utilizam secções de dentes para avaliar a deposição de dentina secundária, a translucidez da raiz e as linhas incrementais no cemento que, por sua vez, são utilizadas para dar uma idade aproximada, mas estes métodos não só são dispendiosos como também são invasivos e requerem a remoção dos dentes, pelo que não podem ser utilizados para indivíduos vivos.

As radiografias dentárias oferecem um quarto método de avaliação da idade dentária, uma vez que são um método simples e não destrutivo através do qual a relação entre a idade e a deposição de dentina secundária pode ser examinada sem extração dentária, pelo que podem ser utilizadas tanto em indivíduos falecidos como em indivíduos vivos. No entanto, para avaliar a formação da raiz, o ortopantomograma (OPG) é a radiografia mais adequada com uma dose de radiação significativamente reduzida.

3.2.2 Avaliação da idade em radiografias

Foram introduzidos vários métodos de avaliação da idade, que podem ser divididos em três grupos, de acordo com as diferentes faixas etárias: 1. pré-natal, neonatal e pós-natal; 2. crianças e adolescentes; e 3. adultos.

Os estádios de desenvolvimento dentário de Kraus e Jordan são o exemplo típico para a avaliação da idade dentária de crianças no grupo etário pré-natal, neonatal ou pós-natal.[13] Na 16ª semana de vida intra-uterina, os incisivos decíduos são visíveis nas radiografias. Neste método, é avaliada a mineralização precoce de vários dentes decíduos e do primeiro molar permanente. O desenvolvimento dentário é dividido em dez categorias representadas em letras romanas de I a X. No entanto, este método é o menos provável de ser aplicado em ortodontia, a não ser que as intervenções ortodônticas sejam feitas em crianças muito jovens que sofram geralmente de uma síndrome congénita.

A segunda categoria é composta por crianças e adolescentes, que constituem o maior grupo de pacientes ortodônticos. Os métodos mais comuns utilizados nesta faixa etária são: O método de Nolla,[14] O método de Dimirian[15] e o método de Moorees, Fanning e Hunt[16] que são baseados na OPG. O método de Nolla baseia-se no desenvolvimento do dente de acordo com o tamanho, enquanto o método de Dimirgian se baseia em fases específicas de desenvolvimento da coroa e da raiz.[14,15] O método de Moorees, Fanning e Hunt incluiu 14 estágios de mineralização para o desenvolvimento de dentes permanentes unitários e multirradiculares.[16] Os pormenores destes métodos podem ser encontrados noutro local.[14-16]

Os métodos de estimativa de idade em adultos são geralmente categorizados em duas categorias, ou seja, a avaliação do volume do dente e o desenvolvimento do terceiro molar. O primeiro método envolve o método da relação polpa-dente de Kvaal[17] e o índice de cavidade pulpar coronal[18] ; enquanto os exemplos de métodos posteriores incluem o método de Harris e Nortje[19] e o sistema de Van Heerden.[20]

Assim, a avaliação da idade dentária, juntamente com as radiografias da mão e do pulso, do cotovelo ou do ângulo, pode fornecer uma avaliação muito exacta da idade cronológica de um indivíduo. Esta informação sobre a idade pode então ser utilizada em leis que regulam o licenciamento de armas e de condução, imigração, processos penais, etc.

3.3 Referências

1. Black S, Aggrawal A, Payne-James J. Age Estimation in the Living: The Practitioner's Guide. Wiley-Blackwell. 2010.

2. Shamim T, Ipe Varghese V, Shameena PM, Sudha S. Estimativa da idade: uma abordagem dentária. J Punjab Acad Forensic Med Toxicol. 2006;6:14-6.

3. Pretty IA, Sweet D. A look at forensic dentistry - Part 1: The role of teeth in the determination of human identity (Um olhar sobre a medicina dentária forense - Parte 1: O papel dos dentes na determinação da identidade humana). Br Dent J. 2001;190:359-66.

4. Hassel B, Farman A. Skeletal maturation evaluation using cervical vertebrae (Avaliação da maturação do esqueleto utilizando vértebras cervicais). Am J Orthod Dentofacial Orthop. 1995 Jan;107(1):58-66.

5. Baccetti T, Franchi L, McNamara JA. O método de maturação vertebral cervical (CVM) para a avaliação do momento ideal de tratamento em ortopedia dentofacial. Semin Orthod. 2005;11:119-29.

6. Baccetti T, Franchi L, McNamara JA. Uma versão melhorada do método de maturação vertebral cervical (CVM) para a avaliação do crescimento mandibular. Angle Orthod. 2002;72:316-23.

7. Ruf, S., Pancherz, H. Pode o desenvolvimento do seio frontal ser utilizado para a previsão da maturidade esquelética na puberdade? Ata Odontol Scand. 1996;54:229-234.

8. Ruf, S., Pancherz, H. Desenvolvimento do seio frontal em relação à maturidade somática e esquelética. Um estudo cefalométrico roentgenográfico na puberdade. Eur J Orthod. 1996;18:491-497.

9. Mahmood HT, Shaikh A, Fida M. Associação entre a morfologia do seio frontal e a maturação vertebral cervical para a avaliação da maturidade esquelética. Am J Orthod Dentofacial Orthop. 2016 Oct;150(4):637-642.

10. Smith BH. Padrões de formação de dentes humanos e avaliação da idade dentária. Wiley-Liss Inc.

11. Someda H, Saka H, Matsunaga S, Ide Y, Nakahara K, Hirata S, et al. Estimativa da idade com base na medição tridimensional dos incisivos centrais mandibulares em japonês. Forensic Sci Int. 2009;185:110-114.

12. Shamim T, Ipe Varghese V, Shameena PM, Sudha S. Estimativa da idade: uma abordagem dentária. J Punjab Acad Forensic Med Toxicol. 2006;6:14-6.

13. Panchbhai AS. Indicadores radiográficos dentários, uma chave para a estimativa da idade. Dentomaxillofac Radiol. 2011;40(4):199-212.

14. Nolla CM. O desenvolvimento dos dentes permanentes. J Dent Child. 1960;27:253-266.

15. Demirjian A, Goldstein H, Tanner JM. Um novo sistema de avaliação da idade dentária. Hum Biol. 1973;45(2):211-227.

16. Moorees CFA, Fanning EA, Hunt EE.Variação etária dos estágios de formação de dez dentes permanentes. J Dent Res. 1963;42:1490-1502.

17. Kvaal SI, Kolltveit KM, Thomsen IO, Solheim T. Estimativa da idade de adultos a partir de radiografias dentárias. Forensic Sci Int. 1995;74(3):175-85.

18. Cameriere R, Ferrante L, Belcastro M, Bonfiaglioli B, Rastelli E, et al. Estimativa da idade através do rácio polpa/dente em caninos através de radiografias periapicais. J Forensic Sci. 2007;52(1):166-170.

19. Harris MPJ, Nortje CJ. A raiz mesial do terceiro molar inferior. J Forensic Odontostmatol. 1984;2:39-43.

20. Van Heerden PJ. A raiz mesial do terceiro molar inferior como um possível indicador de idade. Dissertação para Diploma em Odontologia Forense, London Hospital Medical College, 1985.

Capítulo 4: Identificação pessoal e ortodontia

Registos

A odontologia forense ocupa-se da manipulação e do exame de provas dentárias para uma avaliação e apresentação exactas dos resultados dentários.[1] No domínio da lei e da justiça, as provas fornecidas pelos dentistas forenses são muito importantes. Desempenha um papel fundamental na identificação de pessoas falecidas, na identificação de restos mortais humanos, na análise de impressões labiais e de marcas de dentadas que podem ajudar na identificação de criminosos. O odontologista forense desempenha um papel ativo na identificação de participantes em catástrofes, abuso de crianças e determinação da idade e do sexo da vítima. Por conseguinte, a recolha destas informações valiosas a partir de impressões labiais e marcas de mordedura desempenha um papel importante em qualquer processo penal, como o homicídio em inquéritos criminais.[2] Os vários métodos utilizados na avaliação de informações em odontologia forense incluem a estimativa da idade, a análise de marcas de mordedura, a avaliação das rugas palatinas, o exame de impressões labiais e dentárias. Além disso, as radiografias dentárias, as fotografias e a avaliação do material genómico através da reação em cadeia da polimerase (PCR) podem ser utilizadas como ferramentas na identificação humana.[3]

4.1 As marcas de mordedura como ferramenta de identificação humana:

As lesões provocadas pelos dentes têm um padrão caraterístico que ajuda a reestruturar os acontecimentos que ocorrem durante o processo de mordedura. As marcas de mordedura apontam para uma interação feroz entre a vítima e o criminoso. As marcas de mordedura são lesões padronizadas que podem propor o mordedor pelas posições e dimensões dos dentes numa marca de mordedura.[4] O molde ortodôntico pode ajudar na comparação das marcas de mordedura .

Com a introdução de registos digitais 3D, é possível fazer uma avaliação digital dos dentes e das marcas de mordida. Espera-se que esta técnica inovadora ultrapasse a deturpação perceptiva, resultando na redução de objectos 3D para imagens 2D.[4]

4.2 Identificação humana através de fichas dentárias:

A identificação de seres humanos com tecidos moles danificados exige uma abordagem multidisciplinar que inclua um odontologista forense, um antropólogo forense e um biólogo molecular

para avaliação do ADN. Esta é a abordagem mais eficaz para determinar a identidade do cadáver recuperado.
Os corpos carbonizados e esqueletizados podem ser identificados através de caraterísticas dentárias.[5] No entanto, se a vítima não tiver registos dentários, a outra fonte de informação pode ser fotografias do rosto e do sorriso,[6,7] vídeo[8] para relacionar caraterísticas específicas de um indivíduo.

Ao contrário de outras caraterísticas biométricas (por exemplo, impressões digitais, digitalização da retina, etc.), a identificação dentária é complicada pelo facto de as caraterísticas dentárias mudarem com o tempo. Os dentes podem mudar de aspeto ou podem desaparecer por completo. As fichas dentárias são um meio eficaz de registar os achados dentários. Os peritos forenses podem efetuar uma comparação manual entre os registos antemortem e postmortem com base numa análise sistemática das fichas dentárias.[9,10]

As restaurações dentárias e as próteses fixas são constituídas por materiais inertes que se degradam muito lentamente. Uma menção cuidadosa do tipo de cavidade restaurada com um material específico num dente específico dá uma informação muito relevante que, combinada com outros achados semelhantes, constitui um conjunto de provas que pode ser uma fonte de informação muito poderosa para a identificação humana. Algumas das caraterísticas ortodônticas, como o overjet e a sobremordida, tendem a mudar com o tempo. No entanto, propriedades como a discrepância de Bolton ou a presença de mordida cruzada são menos susceptíveis de se alterarem com o tempo, a menos que seja efectuado um tratamento para essas condições.

O odontologista forense utiliza o método comparativo de identificação dentária ou a caraterização dentária post mortem.[11] O método comparativo de identificação dentária inclui a comparação de registos dentários antemortem e postmortem para uma identificação precisa. A forma e a posição dos dentes representam, na sua maioria, uma caraterística única do indivíduo. Resiste frequentemente à maior parte dos acontecimentos post mortem. Os indivíduos com tratamentos dentários múltiplos e complexos são geralmente mais fáceis de identificar, no entanto, a presença de registos dentários antemortem inadequados torna frequentemente a identificação um problema.[12,13] Após a avaliação destes registos, é possível tirar uma série de conclusões. Recomenda-se que se limite a uma das quatro conclusões seguintes: identificação positiva, identificação possível, provas insuficientes e exclusão.[14]

Nos casos em que as provas de identidade são insuficientes, a caraterização dentária post mortem dos restos mortais ajudará as autoridades a restringir a pesquisa dos registos ante mortem, uma vez que fornecerá informações adequadas sobre a idade, a raça, o sexo, a profissão e os hábitos dentários da pessoa falecida. Pode também ajudar a indicar o historial de tratamentos ortodônticos ou outros tratamentos de restauração.[15,16]

4.3 Sobreposição fotográfica e videográfica:

As fotografias da vítima podem ser utilizadas através da técnica de sobreposição para a identificação de defuntos não identificados. Uma vez que os dentes não são normalmente destruídos por queimaduras térmicas ou químicas, podem ser utilizados para sobreposições exactas. O protocolo padrão requer uma fotografia de rosto inteiro a sorrir que pode ser sobreposta a um crânio seco para tirar conclusões científicas.[17]

Nesta técnica, o crânio é posicionado numa taça craniana com a ajuda de cera macia, ajustando a sua orientação em relação à câmara nos eixos antero-posterior, transversal e vertical. Aplicam-se pedaços de fita adesiva e colocam-se marcas para permitir a recolocação na mesma posição. A posição do crânio é então ajustada na melhor orientação possível da face na fotografia por avaliação visual. A posição do crânio é registada para referência futura. Uma vez ajustada a posição do crânio, é tirada uma série de vinte e sete fotografias de diferentes ângulos, a uma distância reproduzível e com um fundo neutro. O tamanho destas fotografias pode ser ajustado com exatidão de acordo com a ampliação dos dentes na fotografia a sorrir, pelo que as duas fotografias com a mesma orientação facial e ampliação podem ser sobrepostas.[18]

O odontologista forense compara então as caraterísticas, incluindo o contorno do crânio com as margens dos tecidos moles, o osso nasal com o nariz e a margem orbital com os olhos, e regista outras caraterísticas como a testa, a proeminência malar e os dentes em tamanho, forma e angulação. Pode ser necessária outra fotografia do crânio se forem detectadas pequenas discrepâncias durante a sobreposição. Qualquer deformidade esquelética óbvia ou trauma pode facilitar a sobreposição das imagens. Deste modo, as fotografias ortodônticas podem ajudar na identificação da pessoa falecida.[18,19]

Sobreposição de vídeo:

A utilização do vídeo craniofacial para efeitos de sobreposição apresenta vantagens substanciais em relação à sobreposição fotográfica. Este método permite a utilização da imagem facial para a avaliação da correspondência e a avaliação das relações posicionais entre o crânio e a face.[20] Apesar destas vantagens, foi referido que a sobreposição fotográfica fornece imagens de melhor qualidade do que a sobreposição vídeo, pelo que foi utilizada uma abordagem combinada utilizando a sobreposição vídeo e fotográfica para efeitos de identificação.[21] Além disso, um computador de vídeo permite que as imagens do crânio e da face sejam obtidas com uma única câmara e a comparação pode ser feita diretamente no computador utilizando um software adequado.[22-24]

A câmara CCD monocromática é utilizada para tirar o registo do crânio e, em seguida, é utilizado um dispositivo de mistura de imagens de vídeo para apresentar no monitor de televisão. A reprodução da fotografia facial é feita com uma câmara CCD a cores. A comparação entre o crânio e a imagem facial pode ser efectuada por sobreposição e, em seguida, pode ser utilizado um mecanismo motorizado de impulsos para alterar a orientação do rosto. O tamanho do crânio pode ser ajustado utilizando o mecanismo de zoom; a espessura dos tecidos moles é tida em conta durante o ajuste. Ambas as imagens podem ser ajustadas utilizando o modo fade off do dispositivo de mistura de imagens de vídeo. A gravação pode ser feita numa cassete de vídeo.

4.4 Utilização de padrões de rugas palatinas para identificação humana

A rugoscopia tem sido sugerida como um substituto para a identificação, especialmente em caso de trauma que resulte em perda de dentes. As rugas palatinas estabelecem-se durante o terceiro mês de vida intra-uterina e permanecem estáveis até à degeneração da mucosa oral após a morte.[25] Em situações em que a identificação de uma pessoa morta é difícil através de impressões digitais ou registos dentários, os traços caraterísticos das rugas dentárias podem ajudar na identificação.[26] Uma preocupação comum é a estabilidade das rugas palatinas após a extração de dentes, movimento ortodôntico, modificação ortopédica do crescimento, cirurgia ortognática, queimaduras e cirurgias periodontais. De acordo com o estudo realizado por Ali et al[27] , a forma das rugas palatinas permanece inalterada, enquanto o seu comprimento pode variar com a expansão ou as extracções. Este método pode ser utilizado nos casos em que estão disponíveis moldes dentários antemortem.[28] As rugas palatinas são estruturas estáveis; servem como possíveis substitutos para efeitos de identificação. Têm caraterísticas como as impressões digitais que ajudam a discriminar os indivíduos. A rugoscopia trata da análise de diferentes padrões de rugas palatinas para comparação. De acordo com Sassouni, a configuração das rugas palatinas varia consoante o indivíduo e os padrões permanecem inalterados durante o crescimento.[29] A utilização das rugas palatinas foi demonstrada na técnica de identificação necroscópica nos casos em que existem registos antemortem.[30,31]

Técnica de sobreposição:

A comparação craniofacial é mais frequentemente efectuada utilizando a técnica de sobreposição com papel fotográfico de brometo. Nos casos em que a identificação de rotina, como as impressões digitais e a análise do ADN, não é praticável em catástrofes em massa, a rugoscopia pode ser útil na identificação utilizando a sobreposição fotográfica. No passado, foram utilizados diferentes métodos de sobreposição com um nível de precisão variável. Martins Filho[32] e Limsons e Julani,[33] compararam padrões de rugas usando software de computador. A precisão das correspondências corretas foi de 100% e 92-97%, respetivamente. Ohtani *et al.3* compararam as rugas palatinas de dentaduras de indivíduos edêntulos com seus moldes dentários e encontraram 94% de correspondências corretas. O método manual de comparação foi efectuado por English *et al.*[35] e Hemanth *et al.*[36] e relataram uma precisão de 100% na identificação do indivíduo. Thomas e Van Wyk[37] delinearam as rugas palatinas em dentaduras e efectuaram uma sobreposição de traçados fotográficos e manuais. A sobreposição fotográfica permite uma comparação fácil e reduz as hipóteses de erros manuais, além de facilitar o armazenamento e a recuperação de dados.

4.5 Reconstrução craniofacial baseada nas bases de dados da espessura do tecido mole facial

A reconstrução facial é um método consagrado utilizado para investigar a forma facial de um defunto não identificado. Os dois métodos básicos para determinar a forma facial de um indivíduo no crânio são os métodos morfoscópico e morfométrico.[38-40] O primeiro método requer a aproximação separada de diferentes estruturas anatómicas faciais, tais como a musculatura facial, a gordura e a pele, enquanto o segundo se baseia nos valores médios da espessura dos tecidos moles faciais previamente comunicados na literatura.[39,40] O método morfométrico foi sendo aperfeiçoado com o tempo e, em 1946, encontrou o seu lugar no Law Enforcement Bulletin do FBI. No entanto, só na década de 1960 é que se tornou um estratagema eficaz na resolução de casos forenses.[41,42]

Existem vários métodos para determinar a espessura dos tecidos moles faciais de uma grande amostra, que é depois utilizada para estabelecer bases de dados sobre a espessura dos tecidos moles faciais. [th]A técnica de punção por agulha foi introduzida no final do século XIX. Nesta técnica, a espessura dos tecidos moles faciais foi avaliada utilizando a profundidade de penetração das agulhas em cadáveres.[43,44] No entanto, com os avanços posteriores na imagiologia craniofacial, os métodos de medição da espessura dos tecidos moles faciais evoluíram. Com a ajuda dos recentes avanços tecnológicos, atualmente o processo de reconstrução facial foi digitalizado utilizando a tomografia computorizada 3D do crânio do defunto não identificado.[45] O cerne deste método reside na qualidade das bases de dados populacionais da espessura dos tecidos moles faciais que são incorporadas no software de reconstrução facial digital. Recentemente, os dados de FST de vários centros afirmaram que a idade, o sexo, a etnia e o Índice de Massa Corporal (IMC) são os principais factores que afectam o perfil facial.[46-48] O conhecimento da origem étnica de um indivíduo é considerado a pedra angular de uma reconstrução facial bem sucedida e exacta. As bases de dados da espessura dos tecidos moles faciais são selecionadas a partir de um menu pendente e são automaticamente aplicadas à imagem volumétrica do crânio. Para estabelecer uma base de dados da espessura dos tecidos moles faciais de qualidade, é necessária uma grande amostra, que está facilmente disponível sob a forma de imagens cefalométricas e de CBCT da amostra de pacientes ortodônticos.

Os trabalhos de investigação de Aulsebrook et al[49] e Wilkinson et al[50] sublinharam este facto, mostrando que os dados FST do grupo étnico adequado dão os melhores resultados. Nesse contexto, foram desenvolvidos dados separados para caucasianos, mongóis e negros.[51-53] Além disso, bases de dados de FST para outros grupos populacionais menores também se tornaram disponíveis.[54-57] A maioria destas bases de dados teve origem nos registos ortodônticos. Os telerradiografias laterais fornecem a espessura dos tecidos moles faciais em vários pontos da linha média, enquanto as imagens de TCFC podem fornecer a FST tanto na linha média quanto em pontos bilaterais. As imagens de ressonância magnética e tomografia computadorizada oferecem a mesma vantagem, porém são exames caros e não existem grandes bancos de dados desses exames para indivíduos saudáveis. Alguns centros utilizaram o ultrassom para determinar a espessura do tecido mole facial, que é um método igualmente válido, com custo mínimo e sem exposição à radiação.[55] No entanto, as imagens de ultrassom não têm significado ortodôntico e, para obter dados em larga escala, é necessário um grande número de voluntários. Neste contexto, o mérito de fornecer bases de dados de FST para ambos os géneros, vários grupos etários, diferentes padrões esqueléticos e múltiplas etnias vai para a imagiologia ortodôntica.

4.6 Referências

1. Acharya AB, Sivapathasundhararn B. Forensic Odontology (Odontologia Forense). Shafer's Textbook of Oral Pathology 5th Ed. Elsevier 2006;1199-227.

2. Verma AK, Kumar S, Rathore S, Pandey A. Papel do perito dentário na odontologia forense. Natl J Maxillofac Surg. 2014;5(1):2-5.

3. Pramod JB, Marya A, Sharma V. Role of forensic odontologist in post mortem person identification. Dent Res J. 2012;9(5):522-530.

4. Al-Amad SH. Odontologia forense. Smile Dent Jl. 2009;4(1):22-4.

5. Oliveira RN, Daruge E, Galvao LCC, Tumang AJ. Colaboração da odontologia forense para identificação post-mortem. Rev Bras Odontol 1998;55(1):117-22.

6. Bilge Y, Kedici PS, Alakop YD, Ulkuer KU, ilkyaz YY. A identificação de um corpo humano desmembrado: uma abordagem multidisciplinar. Forensic Sci Int. 2003;137(2-3):141-46.

7. McKenna JJI. A qualitative and quantitative analysis of the anterior dentition visible in photographs and its application in forensic odontology. Hong Kong: Universidade de Hong Kong, 1986: 131.

8. Marks MK, Bennett JL, Wilson OL. Digital video image capture in establishing positive identification. J Forensic Sci. 1997;42(3):492-95.

9. Conselho Americano de Odontologia Forense. Diretrizes de identificação do corpo. J Am Dent Assoc. 1994;12:1244-54.

10. Pretty IA, Sweet D. A look at forensic dentistry-Parte 1: o papel dos dentes na determinação da identidade humana. Br Dent J. 2001;190:359-66.

11. Sweet D, DiZinno JA. Identificação pessoal através de provas dentárias - fragmentos de dentes para ADN. J Calif Dent Assoc 1996;24:35-42

12. Silverstein H. Comparação dos resultados antemortem e postmortem. In: Bowers CM, Bell G, editores. Manual of forensic odontology. 3a ed. Ontário: Manticore; 1995.

13. Conselho Americano de Odontologia Forense. Diretrizes de identificação do corpo. J Am Dent Assoc. 1994;125:1244-54.

14. Gupta BN. Doenças ocupacionais dos dentes. J Soc. Medicina do Trabalho. 1990;40:149-52.

15. Chandra Shekar BR, Reddy CV. Role of dentist in person identification (Papel do dentista na identificação de pessoas). Indian J Dent Res. 2009;20(3):356-60.

16. Adachi H. Estudos sobre a determinação do sexo utilizando polpa dentária

humana. II. Determinação do sexo de dentes deixados numa sala. Nippon Hoigaku Zasshi. 1989;43:27-39.

17. Roberts BJ. Sobreposição fotográfica. J Forensic Sci. 1983;28:724-34.

18. Thomas CJ, Nortjt CJ, Van leperen L. Um caso de identificação de crânio por meio de sobreposição fotográfica. J Forensic Odontostomatol. 1986;4:61-2.

19. Austin-Smith D, Maples WR. A fiabilidade da sobreposição de crânio/fotografia na identificação individual. J Forensic Sci. 1994;39:446-55.

20. Yoshino M, Matsuda H, Kubota S, Imaizumi K, Miyasaka S, Seta S. Sistema de identificação de crânios assistido por computador utilizando sobreposição de vídeo. Forensic Sci Int. 1997;90:231-44.

21. Seta S, Yoshino M. Um aparelho combinado para sobreposição de fotografia e vídeo. Wiley, Nova Iorque; 1993 Nov 8.

22. Helmer RP, Schimmler JB, Rieger J. On the conclusiveness of skull identification via the video superimposition technique. Can Soc Forensic Sci J. 1989;22:177-194.

23. Ubelaker DH, Bubniak E, O'Donnell G. Sobreposição fotográfica assistida por computador. J Forensic Sci. 1992;37:750-62.

24. Shahrom AW, Vanezis P, Chapman RC, Gonzales A, Blenkinsop C, Rossi ML. Técnicas de identificação facial: reconstrução facial assistida por computador utilizando um scanner a laser e sobreposição de vídeo. Int J Legal Med. 1996;108:194-200.

25. Lysell L. Plicae palatinae transversae e papila incisiva no homem; um estudo morfológico e genético. Ata Odontol. Scand. 1955;13:5-137.

26. Sadler TW. Langman's medical Embriology. Baltimore; Williams and Wilkins, 1990; 316-20.

27. Ali B, Shaikh A, Fida M. Estabilidade das rugas palatinas como marcador forense

em casos tratados ortodonticamente. J Forensic Sci. 2016;61:1351-5.

28. English WR, Robison SF, Summitt JB, Oesterle LJ, Brannon RB, Morlang WM. Individualidade das rugas palatinas humanas. J Forensic Sci 1988;33:718-26.

29. Sassouni V. Palatoprint e cefalometria roentgenográfica como novo método de identificação humana. J Forensic Sci. 1957;2:428-42.

30. Caldas IM, Magalhaes T, Afonso A. Estabelecimento da identidade com recurso à queiloscopia e à palatoscopia. Forensic Sci Int. 2007;165:1-9.

31. Kavita B, Einstein A, Sivapathasundaram B, Saraswati TR. Limitações em odontologia forense. J Forensic Dent Sci. 2009;1:8-10.

32. Filho EM, Helena SP, Arsenio SP, Suzana MC. Padrões de rugas palatinas como bioindicador de identificação em odontologia forense. RFO. 2009;14:227-33.

33. Limson KS, Julian R. Registo computorizado do padrão das rugas palatinas e avaliação da sua aplicação na identificação forense. J Forensic Odontostomatol. 2004;22:1-4.

34. Ohtani M, Nishida N, Chiba T, Fukuda M, Miyamoto Y, Yoshioka N. Indicação e limitação da utilização das rugas palatinas para identificação pessoal em casos edêntulos. J Forensic Sci Int. 2008;176:178-82.

35. English WR, Robison SF, Summitt JB, Oesterle LJ, Brannon RB, Morlang WM. Individualidade das rugas palatinas humanas. J Forensic Sci. 1988;33:718-26.24.

36. Hemanth M, Vidya M, Prasad N, Karkera BV. Identificação humana utilizando as rugas palatinas: Método manual. Indian J Forensic Med Toxicol. 2009;3:26-8.

37. Kim DK, Ruprecht A, Wang G, Lee JB, Dawson DV, Vannier MW. Precisão das medições da espessura do tecido ósseo facial em imagens de tomografia computorizada reconstruída multiplanar baseada em computador pessoal. Forensic Sci Int. 2005;155:28-34.

38. Aulsebrook WA, Becker PJ, Iscan MY. Espessuras dos tecidos moles faciais no

homem adulto Zulu. Forensic Sci Int. 1996;79:83-101.

39. Aulsebrook WA, Van Rensburg JHJ. An evaluation of two techniques used for facial reconstruction in forensic anthropology [abstract]. S Afr J Sci. 1986;82:448.

40. Wilkinson C. Forensic Facial Reconstruction (Reconstrução facial forense). Cambridge: Cambridge University Press; 2004.

41. Prag J, Neave R. Making Faces: Using Forensic and Archaeological Evidence. London: Texas A & M University Press; 1997.

42. Nafte M. Flesh and Bone: An Introduction to Forensic Anthropology [Carne e Osso: Introdução à Antropologia Forense]. Carolina do Norte: Carolina Academic Press; 2000.

43. Welcker RH. Schillers Schdel und todenmaske, nebst mittheilungen ber. Schadel und todenmaske Kants. Fr. Vieweg und Sohn, Braunschweig 1883.

44. Kollmann J, Buchly W. Die persistenz der rassen und die reconstruction der physiognomie prahistorischer schadel. Archiv fur Anthropologies 1898:25:32959.

45. Phillips VM, Smuts NA. Reconstrução facial: utilização de tomografia computorizada para medir a espessura do tecido facial numa população racial mista. Forensic Sci Int 1996 Nov:83(1):51-9.

46. Dong Y, Huang L, Feng Z, Bai S, Wu G, Zhao Y. Influência do sexo e do índice de massa corporal nas medições da espessura dos tecidos moles faciais da população adulta do norte da China. Forensic Sci Int 2012 Oct;222(1-3):396.e1-7.

47. Stephan CN, Norris RM, Henneberg M. Does sexual dimorphism in facial soft tissue depths justify sex distinction in craniofacial identification? J Forensic Sci 2005 May;50(3):513-8.

48. Richard MJ, Morris C, Deen BF, Gray L, Woodward JA. Análise das alterações

anatómicas do esqueleto facial envelhecido através de tomografia assistida por computador. Ophthal Plast Reconstr Surg 2009 Sep-Oct;25(5):382-6.

49. Aulsebrook WA, Van Rensburg JHJ. O significado da determinação da raça na reconstrução facial [resumo]. J Dent Res 1982;67:783.

50. Wilkinson CM, Neave RAH, Smith D, Hons BA. Quão importante para a reconstrução facial são as profundidades de tecido do grupo étnico correto? Actas da décima reunião da associação internacional para a identificação craniofacial; 11-14 de setembro de 2002; Bari, Itália. Bari: Universita' degli Studi di Bari; 2002.

51. De Greef S, Claes P, Vandermeulen D, Mollemans W, Suetens P, Willems G. Base de dados in vivo em grande escala da espessura dos tecidos moles faciais caucasianos para a reconstrução craniofacial. Forensic Sci Int 2006 May;159 Suppl 1:S126-46.

52. Rhine JS, Campbell HR. Thickness of facial tissue in American Blacks (Espessura do tecido facial em negros americanos). J Forensic Sci 1980 Oct;25(4):847-58.

53. Fernandes TM, Pinzan A, Sathler R, de Freitas MR, Janson G, Vieira FP. Estudo comparativo dos tecidos moles de pacientes jovens nipo-brasileiros, caucasianos e mongoloides. Dental Press J Orthod 2013 Mar-Abr;18(2):116-24.

54. Sahni D, Sanjeev, Singh G, Jit I, Singh P. Espessura dos tecidos moles faciais em adultos do noroeste da Índia. Forensic Sci Int 2008 Apr;176(2-3):137-46.

55. El-Mehallawi IH, Soliman EM. Avaliação ultra-sónica da espessura dos tecidos moles faciais em egípcios adultos. Forensic Sci Int 2001 Mar;117(1-2):99-107.

56. Wilkinson CM. Medições in vivo da profundidade do tecido facial em crianças britânicas brancas. J Forensic Sci 2002 May;47(3):459-65.

57. Utsuno H, Kageyama T, Deguchi T, Umemura Y, Yoshino M, Nakamura H, Miyazawa H, Inoue K. Espessura dos tecidos moles faciais em crianças japonesas

do tipo esquelético I. Forensic Sci Int 2007 Oct 25;172(2-3):137-43.

Capítulo 5: Observações finais

Os ortodontistas, devido à natureza da sua especialidade, possuem uma grande quantidade de informações sobre os pacientes, sob a forma de registos dentários, que podem ajudar os analistas forenses de várias formas. As informações vitais disponíveis no consultório do ortodontista podem facilitar a pesquisa das autoridades judiciais. Com o aumento da incidência de acidentes graves e catástrofes naturais, tornou-se imperativo utilizar todos os meios disponíveis para a identificação pessoal e a ortodontia não é uma exceção.

O ortodontista regista vários aspectos da posição da cabeça, angulação dos dentes, formas da arcada, incluindo a avaliação das larguras intercaninos e intermolares. A estimativa da idade utilizando indicadores de maturidade esquelética e dentária também ajuda na aplicação da lei e da ordem em casos criminais. A utilização de imagens radiográficas 2D e 3D confere ao ortodontista uma posição valiosa na odontologia forense. Nos casos de corpos putrefactos em que se perdem os pormenores dos tecidos moles das vítimas, os restos esqueléticos e dentários, incluindo os ossos faciais, a dentição e a base do crânio, podem ajudar na identificação.

É dever de todos os ortodontistas guardar os documentos dentários, uma vez que estes podem ser úteis em circunstâncias inesperadas/críticas. Todos os profissionais de várias áreas devem compreender as implicações forenses associadas à sua profissão. Por último, os ortodontistas devem conhecer as leis locais relativas à gestão dos registos dos pacientes, que podem ajudar as autoridades judiciais na identificação de vítimas e suspeitos.

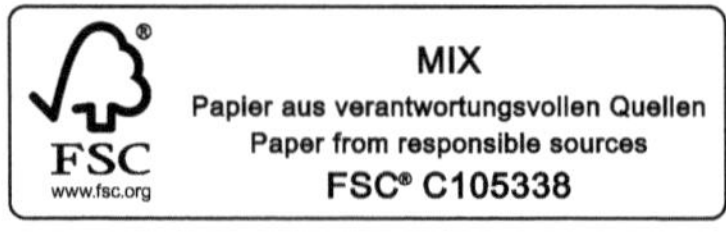

Printed by Books on Demand GmbH, Norderstedt / Germany